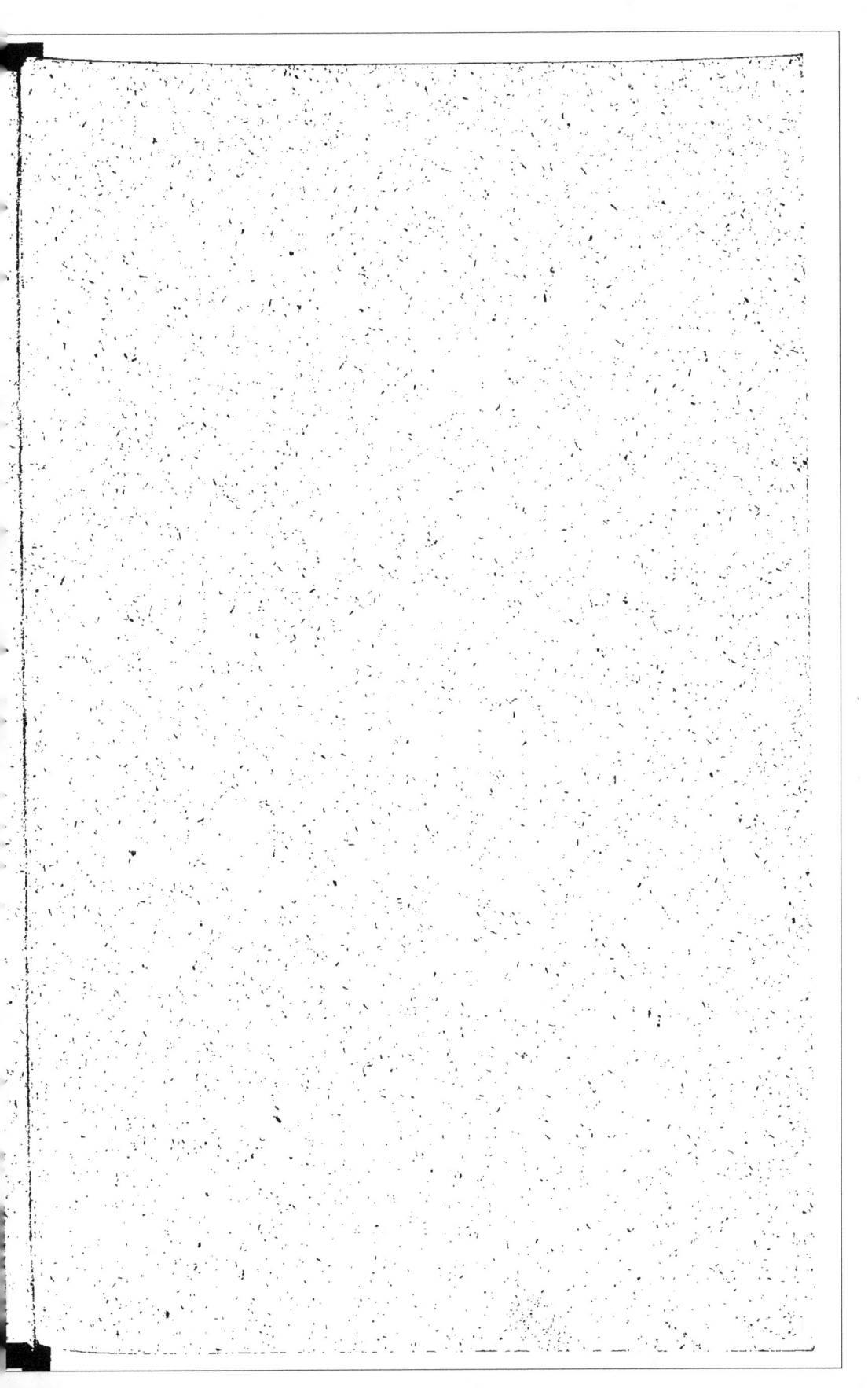

$T6 \quad ^{41}_{11}$

6.

OBSERVATIONS

SUR

LA CHALEUR ANIMALE,

Servant de développement à la Théorie
du même Auteur ;

*Suivies d'un Mémoire contenant l'examen
physique et chimique des Dents, et quelques
réflexions physiologiques et médicales ;*

Par F... JOSSE, de Rennes.

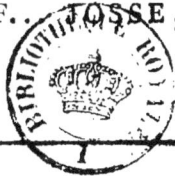

A PARIS,

Chez Brosson, Gabon et C.ie , Libraires ,
place de l'Ecole de Médecine.

An x. — 1802.

(6.)

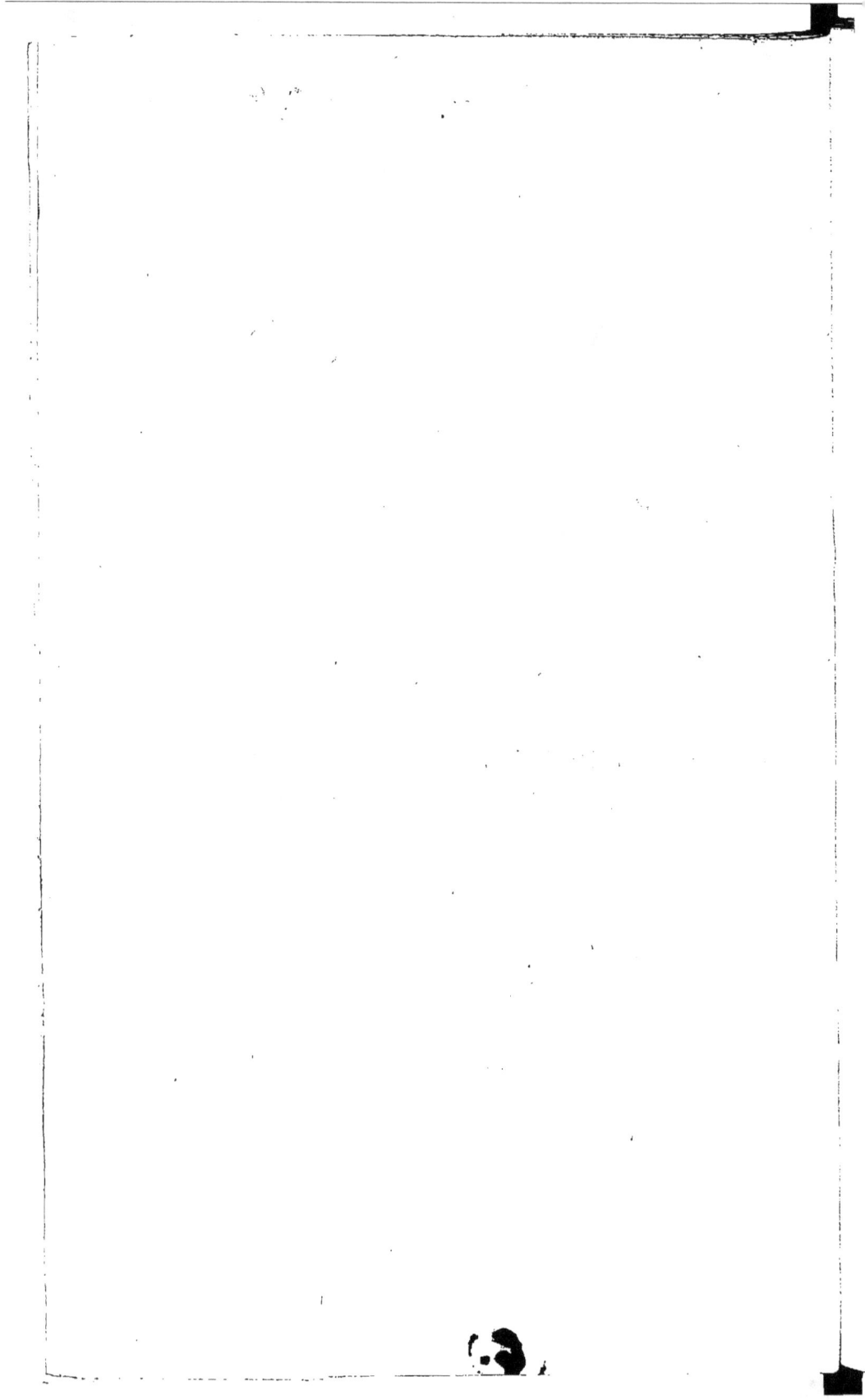

AVIS.

L'Auteur de cet ouvrage fait savoir qu'il n'a jamais cessé d'être seul propriétaire de la première édition, dont la majeure partie lui a été soustraite. Ces faits sont constatés dans la plainte dressée chez le magistrat de sûreté, chargé de suivre cette affaire. En conséquence, tout particulier qui pourrait en avoir eu pour vendre, ou en dépôt, sous quelque prétexte que ce puisse être, est invité d'en faire la déclaration à la justice, et de les déposer chez le cit. Saussay, magistrat de sûreté, rue de Vaugirard, près celle Garancière, N.o 1110; on évitera ainsi d'être compromis, en recélant des effets soustraits.

L'Auteur prévient, en outre, qu'il a fait des additions à son ouvrage, pour servir de développemens à ses opinions; qu'il y a joint un Mémoire contenant l'examen physique et chimique des Dents, avec des observations relatives à la physiologie et à l'hygiène, ce qui forme une augmentation de 64 pages.

Tous les exemplaires de cette nouvelle édition seront signés de l'Auteur, ou du cit. Gabon, Libraire (seul dépositaire), place de l'Ecole de Médecine.

OBSERVATIONS

SUR

LA CHALEUR ANIMALE.

Une thèse, sur la chaleur vitale, a été soutenue, le 18 ventôse, à l'Ecole de Médecine. L'auteur de cette dissertation examine les diverses opinions, qui, depuis *Hippocrate*, ont successivement fixé l'attention des savans; il cite la théorie que j'ai présentée dans un mémoire à la Société de l'Ecole de Médecine, et que j'ai développée depuis dans un ouvrage sur la chaleur animale; il termine par proposer une opinion qui lui semble, dit-il, page 151 de sa dissertation, « mériter
» d'être accueillie, d'autant mieux qu'elle
» affranchit cette faculté de la vie, des
» loix de la chimie et de la mécanique,

A

» qui, de l'aveu de la plupart des Méde-
» cins, ne sont pas applicables aux phé-
» nomènes vitaux. »

Voci la définition qu'il donne de la
production de la chaleur vitale, page 96 :
« Elle résulte du jeu, de la liaison et des
» efforts réciproques de toutes les parties
» du corps; enfin, elle est le produit de
» cet ensemble de mouvemens qui cons-
» tituent la vie. »

L'importance de ces faits incontesta-
bles, se trouve exposée page 103 de mon
Traité sur la chaleur animale. On y lit :
« Le mouvement, la circulation, le frot-
» tement et la respiration n'offrant point
» l'image d'un corps ayant une capacité
» contenante, ne peuvent plus présenter,
» dans l'état de perfection où se trouve
» la science, la possibilté de produire de
» la chaleur, mais bien l'idée d'un moyen
» physique et chimique, qui peut, comme
» puissance auxiliaire et nécessaire, en
» faciliter l'extraction des corps qui en
» contiennent la matière, soit qu'elle y
» existe sous forme latente comme prin-

» cipe constituant, soit qu'elle s'y trouve
» sous forme sensible et alors inutile à
» leur composition, mais distinguant la
» température. »

La théorie que j'ai présentée est devenue l'objet principal de la discussion de cette thèse. Les objections qui lui ont été faites, ayant été combattues et détruites par les professeurs de l'Ecole, je dois m'abstenir, sous tous les rapports, d'ajouter des observations que la délicatesse et l'impartialité semblent réprouver. Je ne me serais même permis aucune réflexion sur ce sujet, si je ne croyais utile de rétablir ici, par un nouveau développement, quelques-unes de mes opinions que l'auteur paraît n'avoir pas saisies comme j'ai eu l'intention de les présenter, et qui se trouvent insérées dans la dissertation qu'il a publiée par la voie de l'impression.

Je ne crois pas avoir dit exclusivement
« que le degagement du calorique ne com-
» mence que quand le fluide nutritif a pé-
» nétré dans la profondeur des organes. »

Bien que la majeure partie du calorique
qui produit la chaleur animale, se dégage
ainsi successivement; encore suis-je con-
venu que les changemens d'état qu'éprou-
vent les liquides chez les animaux, sans
en distraire les gaz et les solides, donnent
lieu aux mêmes phénomènes qu'on apperçoit dans les règnes végétal et minéral,
comme on le voit dans les opérations de
la chimie pneumatique, qui n'est qu'une
imitation très-imparfaite des grands et
magnifiques travaux chimiques de la nature dans les trois règnes, sans lesquels
il n'existerait aucuns composés.

Si le sang et quelques autres fluides ne
peuvent éprouver la sensation du froid
et du chaud, parce qu'ils ne reçoivent pas
de nerfs, quoiqu'on doive les considérer
comme doués de la vitalité, je pense qu'ils
n'en sont pas moins soumis aux influences
chimiques qui doivent faire varier leur
température. J'ai développé cette opinion
dans mon ouvrage sur la chaleur animale,
en expliquant les causes qui, à l'aide de
la respiration, élèvent la température du

sang artériel au-dessus de celle du sang veineux.

Pénétré de ces principes, je dois donc croire que ce moyen contribue, quoique faiblement, à la production de la chaleur des animaux dont la température générale se compose des dégagemens partiels du calorique dans tout le système organique. Ce n'est point une supposition étrangère au principe que j'ai posé, que la *chaleur animale est due au changement d'état des corps*, soit que ce changement s'opère dans les gaz, soit qu'il ait lieu dans les liquides ou les solides, sans que, dans toutes les circonstances, les corps soient toujours obligés de changer de forme : une foule de faits démontre cette vérité· Par exemple, l'acide sulfurique et l'eau, selon qu'on les mêle dans différentes proportions, produisent considérablement, ou du froid, ou du chaud (1), et conservent néanmoins leur fluidité. D'où vient

_____

(1) *Voyez* l'Histoire de l'acide sulfurique, par *Fourcroy*.

la chaleur extrême dans une de ces circonstances ? Sans avoir égard ici aux
causes premières, et ne considérant que
le mode physique, elle est produite par
le calorique qui passe de l'état insensible
de combinaison à l'état sensible de liberté,
par l'influence d'une nouvelle composition
qui, se faisant avec l'eau et l'acide, change
les affinités et les capacités pour le calorique combiné. Il ne serait pas étonnant,
si l'on traitait des liquides, de les voir
se gazéfier par la transmutation de leur
propre calorique dans leur intérieur, qui,
par cela seul qu'il passerait de l'état libre
à l'état de combinaison, donnerait lieu
au refroidissement : c'est ainsi qu'on voit
deux solides se liquéfier en baissant pro-
digieusement de température. Le mélange
de la glace et du muriate de chaux, quelque solides qu'ils puissent être, offre un
exemple constant de ce phénomène, qui,
selon moi, s'explique bien naturellement (1), en revenant toujours aux

_____

(1) *Voyez* cette opinion développée dans le 5.ᵉ
chap. de mon Traité sur la chal. anim.

principes qu'on ne saurait trop répéter :

Calorique libre, sensible, ne faisant rien pour l'état ou la forme des corps, faisant tout pour leur température.

Calorique combiné, latent, insensible, ne faisant rien pour la température, faisant tout pour l'état des corps.

Principe d'où dérive nécessairement le suivant :

Le calorique qui passe de l'état de combinaison à l'état de liberté, produit le chaud.

Par l'effet inverse,

Le calorique qui passe de l'état de liberté à l'état de combinaison, produit le froid.

Les divers changemens de température qui se passent si subitement dans l'atmosphère et dans l'intérieur du globe, en produisant des exhalations à sa surface, peuvent-ils reconnaître une autre physique ? Non.

C'est d'après ces principes qu'on expliquera clairement des phénomènes qui, en Europe, de l'été à l'hiver, semblent d'abord contradictoires, mais qui deviennent, à la réflexion, la conséquence indispensable des principes que je viens de citer de nouveau. Dans l'hiver, la pluie réchauffe l'atmosphère ; dans l'été, au contraire, la pluie la rafraîchit à la surface de la terre. Dans les deux cas, cela est dû à une transformation de gaz. Soit de l'eau toute formée et gazeuse dans l'atmosphère, soit de l'eau résultant d'une combustion récente du gaz hydrogène par le gaz oxigène, à l'aide de l'étincelle électrique qui produit ainsi des météores lumineux : ce sont toujours des corps gazeux qui prennent la forme liquide, et se précipitent, en abandonnant du calorique qui passe de l'état insensible de combinaison, à l'état sensible de liberté. Mais dans l'été, la grande élévation de température de la terre et de son atmosphère, occasionne ce desséchement bien plus notable dans cette saison que dans l'autre, par la rapidité avec laquelle l'eau est remise en vapeur, et prend ainsi du calorique, qui repasse de l'état sensible de liberté, à l'état insensible de combinaison ; phénomène qui doit nécessairement rafraîchir les lieux où il s'opère.

Quant aux animaux, les impressions vives qui agissent si rapidement sur les fonctions cérébrales, la réaction de celles-ci dans les organes par le systême nerveux, présentent-elles d'autres effets physiques que ceux qui résultent du changement des affinités et des diverses attractions qui en dérivent ? Non. Tels sont les instrumens et les causes qui produisent les sensations subites de froid ou de chaud bien remarquables dans différentes circonstances de la vie. Ainsi, sans reconnaître positivement les premières causes frigorifiques, on expliquera le mode physique des sensations de froid interne chez les êtres vivans, à l'époque de la digestion, lors des frissons fébriles, dans les sueurs froides, etc. etc.

Tels sont les principes généraux applicables dans les trois règnes, soit que les combinaisons s'opèrent au fond des mers, soit qu'elles se fassent dans la profondeur

du globe ou à sa surface : sans les trans-
mutations du calorique, de cet agent qui
doit être considéré comme l'intermède
universel, le grand ressort de la nature,
il n'existerait aucun composé, conséquemment point de minéralisation, point de
germination, point de végétation, point
d'assimilation, point d'animalisation, etc.
Ces principes physiques et chimiques,
quoi qu'on en puisse dire, serviront à
résoudre beaucoup de questions dans l'explication des phénomènes de la vie, chez
les végétaux et chez les animaux, malgré
qu'on soit forcé d'avouer que la médecine
ne cessera d'être le plus souvent conjec-
turale, vu l'impossibilité de déterminer
avec précision et dans toutes les circonstances, les affinités des corps, sur-tout
dans la chimie animale vivante.

On me fait dire encore, page 86 de la
même dissertation : « Quand la masse
» réparatrice ne fournit pas assez pour
» établir la température spécifique, il se
» fait une destruction de matière organi-
» sée, afin qu'il s'en dégage du calorique. »

Ce n'est point ainsi que j'ai présenté mon opinion. Je croirais m'être mal expliqué, si différens extraits de mon ouvrage, (tels que celui qu'on voit dans le recueil de la Société de Médecine de Paris), ne l'avaient autrement rapportée.

J'ai dit que l'excès du calorique chez les animaux, se portait sur les substances graisseuses qu'il désorganisait pour lui servir de matière latente; qu'une portion, celle qui, conjointement avec les autres pertes, devait être réparée par les alimens, s'exhalait avec du calorique, par les voies de la transpiration; que l'autre portion, ainsi qu'une partie des substances qui avaient outre-passé le dernier terme de l'animalisme, et n'étaient pas séquestrées par la transpiration, était pompée avec ces dernières par les vaisseaux absorbans, ou lymphatiques; qu'ainsi la graisse devenue matière de la perspiration, donnait lieu en partie, 1.º à la formation de la lymphe, et semblait, comme le chyle, destinée à l'hématose; 2.º qu'après avoir contribué, par une nouvelle combinaison, à la composition du sang où elle se trouvait encore élaborée par une suite de décomposition et de recomposition différente, elle faisait successivement partie de disvers fluides qui émanent du sang, qu'elle était conséquemment utilisée dans les sucs nutritifs, et qu'alors les principes ci-devant constituans de la graisse, qui avaient absorbé du calorique sous forme insensible, le dégageaient nécessairement par les effets plastiques de la nutrition; qu'ainsi beaucoup d'animaux paraissaient vivre à leurs propres dépens dans certaines. circonstances de santé ou de maladie, et danscertaines saisons, etc. etc. On voit que les faits ainsi rétablis, ne présentent plus les mêmes idées.

Observation sur le perfectionnement du sang dans les poumons.

LES observations que je viens de faire sur des opinions que j'ai publiées dans l'an 9 , me fournissent l'occasion de rétablir ici une question que je crus alors ne devoir qu'indiquer sans beaucoup de développement : il me paraît d'autant plus important de l'approfondir, qu'elle intéresse l'art médical sous les rapports de physiologie, d'hygiène, de pathologie et de thérapeutique.

Conduit par des réflexions profondes sur la production de la chaleur animale, à l'examen des phénomènes qui accompagnent la respiration, je crus appercevoir des erreurs insérées dans les ouvrages classiques, et enseignées dans toutes les écoles; c'est la déshydrogénation et la décarbonation directe du sang, à l'aide desquelles on explique la formation de l'eau et de l'acide carbonique, reconnus dans l'expiration. La mention que j'en ai faite, ne fixa qu'un moment l'attention de

l'Institut national, lorsque le commissaire
qu'il avait chargé d'examiner mon Traité
de la chaleur animale, honora cet ouvrage
d'un rapport favorable. Des membres de
cette respectable assemblée qui avaient
contribué, avec l'*immortel Lavoisier*, à la
théorie que je combats, objectèrent que
celle que je présentais, n'était appuyée
d'aucune expérience nouvelle, et il n'en
fut plus question.

Si j'eusse eu l'honneur d'assister à cette
séance pour défendre mon opinion, j'au-
rais observé à ces savans, que j'avais
en sa faveur les mêmes expériences qui
avaient fondé la leur, mais que je n'en
déduisais pas les mêmes conséquences.

On a dit, avec raison, que lorsqu'on
mettait du sang rouge provenant des artères, dans du gaz hydrogène carboné, il
noircissait et prenait la couleur du sang
des veines; qu'ainsi en enlevant à ce dernier de l'hydrogène et du carbone, il
devait rougir : je suis d'accord avec
ces vérités. En admettant l'influence de
l'oxigénation, on en conclut néanmoins

que le sang veineux qui devient plus rouge
dans l'opération pulmonaire , avant de
passer au cœur et dans les artères , explique clairement la formation de l'oxide
d'hydrogène ou de l'eau , et de l'acide
carbonique dans l'expiration , conséquemment la déshydrogénation et la décarbonation du sang : voilà ce que je nie.

Je maintiens que l'eau et l'acide carbonique de l'expiration n'émanent point
directement du sang, mais sont formés
par la transpiration pulmonaire ; que celle-
ci n'est point émise par des vaisseaux
exhalans qui n'existent que dans l'imagi-
nation (1.) ; qu'elle est le produit des
substances consommées par l'action de la
vie, provenant de la graisse, des muscles,
des membranes, des cartilages, des os, etc.
Après être devenues plus fluides ou ga-
zeuses en célant ainsi du calorique , ces
substances perspirent par la porosité , en
maintenant la souplesse nécessaire aux

_____

(1) *Voyez* mon opinion développée sur ce sujet,
page 333 *et suiv.* de mon Traité sur la chaleur.

organes, et pénètrent dans la poitrine où ils deviennent matière de la transpiration pulmonaire. C'est-là, parmi ces corps désorganisés formant un ensemble de tous les principes primitifs constituant des animaux, que sont pris l'hydrogène et le carbone qui servent à la formation de l'eau et de l'acide carbonique.

Si cette question paraît indifférente, ou n'offre pas un grand intérêt au chimiste, il n'en peut être ainsi pour le médecin. Cette discussion est d'autant plus importante, qu'elle tend à relever des erreurs dans les cas les plus urgens et les plus périlleux de la vie, dans les soins que l'on doit aux noyés, aux asphixiés, dans la phthisie comme dans beaucoup de maladies, dont les causes peuvent reconnaître un défaut d'équilibre dû à la trop grande, ou trop petite quantité de quelques principes constituans du sang et des humeurs qui en émanent.

Expériences égales dans les deux théories, je vais prouver, par des principes physiques, reconnus de tous les hommes instruits, qu'il est aussi impossible que l'opinion que je réfute soit fondée, qu'il est constant que celle que je présente repose sur des bases solides, et que les phénomènes cités en deviennent des résultats indispensables.

Pour la formation de l'eau et de l'acide carbonique, il faut que l'hydrogène et le carbone qui y sont employés, soient à l'état de gaz; dans le sang, ils sont sous forme liquide, et défendus par l'espèce de vitalité dont ce fluide jouit. La transpiration pulmonaire, au contraire, les offre sous forme gazeuse, devenus corps étrangers dont l'animal doit être débarrassé, et prêts à entrer dans des combinaisons dès qu'ils seront mêlés à de nouveaux corps. Voilà donc l'hydrogène et le carbone aussi physiquement démontrés dans la transpiration pulmonaire que dans le sang, mais bien distinctement séparés, venant de bien d'autres parts, et dans des dispositions bien différentes. Si ces inductions ne suffisent pas pour mettre la vérité dans tout son jour, examinons

B

encore les phénomènes que nous discutons sous d'autres rapports physiques, relatifs à la structure des organes.

Je distingue d'abord dans la poitrine, sa cavité intérieure, composée de cellules bronchiales, communiquant librement avec l'air extérieur : I.re capacité; ensuite les vaisseaux pulmonaires contenant le sang : II.e capacité; ce qui représente physiquement deux capacités séparées par une cloison. Comment concevoir maintenant que l'air atmosphérique, s'introduisant dans la poitrine par l'inspiration, décomposé ou non, entier ou en partie, passe d'abord dans la première capacité avec un respect absolu pour les substances qui la remplissent et dont il a besoin; qu'ensuite il parvienne à vaincre beaucoup de difficultés, en pénétrant par la porosité d'une cloison membraneuse, dans la seconde capacité, et que là il s'empare de l'hydrogène et du carbone qui y sont sous forme liquide, état non convenable à la formation de l'eau et de l'acide carbonique? Comment concevoir encore qu'il ressorte de cette seconde capacité par le chemin qu'il a fait, pour repasser dans la première, en ajoutant ainsi à la transpiration pulmonaire ? Telle est cependant, d'après les connaissances anatomiques et physiques de la structure des organes, la marche progressive qu'il faut suivre pour concevoir mathématiquement la déshydrogénation et la décarbonation du sang dans le travail de la respiration ; théorie aussi invraisemblable que celle que je présente est simple et facile à concevoir.

Je termine cette discussion par conclure,

1.º Qu'il n'y a point de déshydrogénation ni de décarbonation du sang dans la respiration ;

2.º Que le sang reste tel qu'il est quant aux proportions d'hydrogène et de carbone, mais qu'il se sature d'une nouvelle quantité d'oxigène dans la respiration à travers le tissu membraneux des vaisseaux qui le contiennent, seul moyen qui ajoute à sa coloration en rouge, à son excitabilité

B *

et à toutes les autres propriétés qui résultent de l'oxigénation ;

3.º Que l'eau et l'acide carbonique de l'expiration, proviennent de la transpiration pulmonaire et d'une partie de l'oxigène atmosphérique, effet indispensable de la décomposition de l'air dans les bronches du poumon ;

4.º Qu'enfin il importe beaucoup à la science et à l'art médical, que ce point essentiel de doctrine soit rectifié et justement apprécié.

MÉMOIRE

CONTENANT L'EXAMEN PHYSIQUE
ET CHIMIQUE DES DENTS,

*Avec des Observations relatives à la
Physiologie et à l'Hygiène.*

PARMI les matières animales dont l'analyse a été la mieux faite, on peut citer les
os. Pendant long-temps ils ont été considérés comme formés de substances ter-
reuses, dont les molécules étaient réunies
par un *gluten* particulier ; aujourd'hui on
sait qu'ils ne sont autre chose qu'une véritable concrétion saline, connue sous le
nom de phosphate de chaux, mêlée avec
une certaine quantité de gélatine. Les
expériences faites pour le prouver, ont été
répétées tant de fois, sur-tout dans l'extraction du phosphore, et sont si connues,
qu'on ne peut les révoquer en doute.

S'il ne reste plus d'incertitude sur la

substance osseuse, on ne peut en dire autant de l'enveloppe qui revêt la surface de la couronne des dents. Cette enveloppe, toujours confondue dans la classe générale des os, semble n'avoir jamais été soumise seule à un examen approfondi par une décomposition bien exacte. Tous les auteurs qui ont traité ce sujet, paraissant l'avoir fait trop légèrement, ont donc pu commettre des erreurs qu'il importe de détruire. Bien qu'on ait soupçonné que cette enveloppe était formée de matières analogues à celles qui entrent dans la composition de la partie osseuse à laquelle elle adhère, encore est-il vrai qu'elle en diffère essentiellement par ses rapports physiques et chimiques, et qu'elle jouit de propriétés particulières qui lui appartiennent, et qu'on peut facilement déterminer.

Le but de ce travail est donc de faire connaître la composition de cette enveloppe, d'exposer ses caractères physiques et chimiques, et de démontrer qu'on a eu tort de la regarder comme un corps osseux ordinaire, n'ayant d'autre diffé-

rence qu'une densité due au rapproche-
ment de ses molécules constituantes.

Je vais d'abord exposer succinctement
les caractères physiques de l'émail des
dents ; delà je passerai à son examen chimique. Cette analyse doit porter plus de
clarté dans les conséquences physiologiques que je présenterai ensuite , pour
prouver que cette substance , différant
absolument des os , la nature lui a aussi
destiné des fonctions particulières.

Examiné à la surface des dents , l'émail
est blanc, lisse , poli, transparent, très-
fragile , et d'une dureté extrême : il présente dans sa fracture une crystallisation
régulière bien prononcée , formée par
l'assemblage de petits crystaux brillans
très-serrés , et affectant la forme aiguillée.
Dans toutes les surfaces qu'il recouvre ,
comme dans l'intérieur de certaines dents
où il est établi, on le voit disposé en
rayons un peu obliques et horizontaux,
presque perpendiculaires au corps de l'os ,
formant dans le point de contact avec lui
deux angles , un supérieur rentrant et

aigu, l'autre inférieur rentrant et obtus.
C'est ainsi qu'on apperçoit cette substance
chez tous les êtres animés qui ont des
dents.

D'après cette esquisse rapide des caractères physiques des dents, on voit qu'il
est impossible de ne pas croire que leur
émail soit bien différent du corps osseux
auquel il adhère; aussi m'étais-je souvent
proposé d'en faire un examen scrupuleux.
Une circonstance favorable s'est présentée, et m'a fourni l'occasion de faire les
expériences que je méditais depuis long-
temps; occasion que j'eusse difficilement
rencontrée ailleurs qu'à Paris. Avant de
faire connoître les moyens que j'ai employés, je dois dire que ces expériences
ont été faites dans le laboratoire de l'Ecole
de Médecine.

L'analogie du travail que je voulais en-
treprendre, avec les recherches intéressantes sur les substances animales, qui
occupent sans cesse les professeurs de
chimie de l'Ecole de Médecine; l'accueil
flatteur et l'empressement que me témoigna

le professeur *Déyeux*, en m'aidant de ses conseils; le zèle que me montrèrent les élèves de ce laboratoire, auxquels est confié le soin d'exécuter les opérations; enfin une foule de facilités ne me laissèrent plus de doute que mes espérances ne seraient pas sans succès.

Une des premières choses qui dûrent m'occuper, fut de me procurer de l'émail pur : cette opération ne fut pas sans difficulté, et on le concevra facilement, en raison de l'intime cohésion que cette substance a conservée avec le corps osseux, lorsque le germe de la dent a pris son développement, et parcouru les périodes régulières de la formation de l'émail et de l'ossification. On peut cependant s'en procurer une assez grande quantité dégagée de la partie osseuse, à l'aide des agens chimiques qui, ne produisant aucun effet sur l'émail, agissent très-promptement sur l'os; tels sont les moyens qui vont être indiqués, et que j'ai employés pour procéder aux expériences que je vais faire connaître.

Après m'être procuré des dents d'hommes et de plusieurs animaux, je les soumis à l'action de divers agens chimiques.

Je limai d'abord la surface émaillée de quelques dents, sans atteindre la partie osseuse; je fis ensuite bouillir dans de l'eau la poudre qui en résulta, et je soumis la liqueur à l'action du tanin. J'obtins un précipité si léger, que ce moyen put à peine constater la présence de la gélatine. Le corps osseux, au contraire, en observant les mêmes proportions, fournit par les mêmes procédés un précipité abondant.

J'exposai des dents entières dans de l'eau, à un degré de chaleur supérieur à celui de l'ébullition, par le moyen du digesteur de *Papin*; l'émail conserva sa dureté et sa forme, mais la partie osseuse s'y ramollit et devint friable.

A l'action du feu nu, l'émail ne brûle point comme l'os; on sent à peine l'odeur d'une substance animale en décomposition ignée; il ne charbonne point, mais brunit légèrement et décrépite.

Bien séparée du corps de l'os, et dis-

tillée dans une cornue, cette substance ne
laisse appercevoir qu'une faible empreinte
du cachet animal ; elle ne fournit point
comme celle de l'os, une quantité abondante de flegme, d'huile, de carbonate,
d'ammoniaque, de gaz hydrogène carboné, et présente dans tous ses caractères
physiques et chimiques, des différences
qui doivent la faire distinguer du corps
osseux.

Quelque difficile à altérer que paraisse
l'émail, il est cependant dissoluble dans
tous les acides, avec des différences remarquables qui tiennent de leurs radicaux, de leur concentration, de leur calorique combiné ou insensible, et de celui
qui n'étant qu'interposé entre leurs molécules constituantes, distingue leur température. Delà viennent les variétés dans
les affinités qui changent les attractions,
et produisent diverses nuances dans les
résultats dont j'aurai occasion de parler.

Après avoir plongé des dents d'hommes
et de plusieurs animaux dans l'acide nitrique, je le vis agir vivement sur l'émail

et lentement sur l'os. Bientôt le premier fut entièrement dissous, et je n'apperçus plus que la partie osseuse, qui à son tour, mais dans beaucoup plus de temps, disparut dans un excès d'acide. La dissolution terminée, je la goûtai ; elle me parut encore fortement acide, et je trouvai que sa saveur différait de celle de l'acide nitrique. Pour juger de la nature de cette liqueur, je la filtrai et la soumis à quelques expériences, qui me firent connaître qu'elle contenait de l'acide phosphorique dégagé, sans doute, par l'acide nitrique.

Des dents mises en digestion dans l'acide muriatique, se comportèrent comme les premières.

Il n'en fut pas de même lorsque j'employai l'acide sulfurique : concentré ou étendu d'eau, froid comme chaud, celui-ci ne faisait point, avec l'émail, l'effervescence que j'avais remarquée dans les autres ; il paraissait d'abord refuser de dissoudre cette substance, mais je le vis aussitôt agir sur la partie osseuse. En peu de témps j'apperçus un sel blanchâtre qui se précipitait, et que je reconnus pour un véritable sulfate de chaux. La dissolution conserva aussi sa saveur acide, que je ne pus lui faire perdre, malgré le soin que j'eus de lui présenter de nouvelles dents. Cette acidité était due à l'acide phosphorique qui avait été dégagé.

Les dernières expériences que je viens de rapporter relativement aux trois acides, ne pouvaient me satisfaire, elles étaient faites sur des dents munies de leur émail; ainsi se trouvaient confondus les résultats qu'il m'importait d'apprécier d'une manière positive. Je résolus donc d'opérer directement sur l'émail parfaitement isolé de la partie osseuse : j'essayai d'en séparer avec une lime, mais ce moyen me parut très-pénible et trop long pour m'en fournir en quantité suffisante. J'eus recours à l'acide sulfurique : la préférence que je lui donnai m'avait été indiquée par les produits de la dernière expérience dont je viens de parler, qui me laissait des parties d'émail considérables non dissoutes, et absolument dépourvues de la substance osseuse. Ce moyen me réussit au-delà de mes espérances, en mitigeant un peu l'acide que je faisais chauffer pour en hâter l'effet. Je me procurai donc bientôt de l'émail isolé, en assez grande quantité pour fournir largement aux expériences que je me proposais de faire.

L'émail séparé, comme je viens de le dire, fut d'abord lavé dans plusieurs eaux avant d'être employé ; il fut ainsi privé du sulfate de chaux qui s'était fixé sur sa surface : on le fit ensuite sécher. Examiné alors avec une loupe, il présentait des morceaux transparens, qui, lorsqu'on les brisait, offraient dans leurs fractures des crystaux aiguillés, très-bien prononcés. Cet émail était très-dur, et ressemblait parfaitement à des fragmens que j'avais séparés en éclats de dessus une dent, en la frappant avec un marteau. Il ne différait que par une teinte superficielle, plus blanche, due à la chaux, mise un peu plus en évidence. Quelques portions de cet émail furent placées sur des charbons ardens;

elles décrépitèrent, et leurs parcelles furent lancées assez loin.

D'autres fragmens mis dans un creuset rouge, ayant produit le même effet, j'en fis pulvériser une certaine quantité, que j'exposai pendant quelques minutes dans un autre creuset. Cette poudre perdit d'abord sa couleur très-blanche, et devint un peu grise; en continuant le feu, elle reprit sa blancheur : alors elle s'écrasait sous le doigt assez facilement; sa saveur était alkaline; mêlée avec de l'eau; elle s'y dissolvait en partie, et sa dissolution se comportait comme de l'eau de chaux.

Une autre partie de cette poudre triturée avec du muriate d'ammoniaque, ne tarda pas à opérer la décomposition de ce sel, et à mettre l'ammoniaque en évidence; enfin de l'émail calciné, présenté aux acides nitrique, muriatique et sulfurique, n'offrit plus de différence, et fut également dissous. Les dissolutions examinées par divers réactifs, se comportèrent comme des dissolutions de chaux.

S'il était évident, d'après ces expériences, que la base de l'émail était de la chaux, il restait à savoir à quoi elle était unie avant la calcination. On ne pouvait se dissimuler, que par cette opération, elle avait dû perdre un ou plusieurs des principes qui la constituaient émail.

Pour obtenir des renseignemens à cet égard, je fis peser quatre grammes d'émail préparé comme je l'ai dit, par l'acide sulfurique, après l'avoir fait laver en frottant avec une brosse, pour enlever la petite quantité de sulfate de chaux qui s'était formé pendant sa séparation de la partie osseuse, et s'était précipité à sa surface : je le fis pulvériser, et je procédai à sa distillation dans une cornue de verre lutée. Après plus d'une heure de feu poussé assez loin pour faire rougir la cornue, je remarquai dans le col, un sublimé blanc fort léger ; ce produit fut le seul que j'obtins, et malgré le soin que j'eus de soutenir le feu, il ne se condensa aucun fluide.

Lorsque je jugeai que l'opération était terminée, on déluta l'appareil, et je me hâtai d'examiner le sublimé qui s'était

formé dans le col de la cornue. J'eus beaucoup de peine à le retirer, tant était petite
sa quantité qui fut dissoute par l'acide
nitrique. J'eus lieu de croire alors que
c'était de la chaux volatisée par l'action du
feu ; cependant comme j'avais été frappé
par une légère odeur d'ammoniaque, je
présentai dans le col de la cornue une
mêche trempée dans l'acide muriatique,
et aussitôt je vis paraître quelques vapeurs
blanches.

Le résidu de la distillation me présenta
une poudre blanchâtre, dont la saveur
était légèrement caustique ; elle se dissolvait dans l'eau, et sur-tout dans les acides,
et verdissait la teinture de violettes. Sa
dissolution traitée par divers réactifs, me
donna une véritable chaux.

En réfléchissant sur les produits obtenus pendant l'opération dont je viens de
rendre compte, je crus leur trouver une
sorte d'analogie avec ceux que fournit
l'oxalate de chaux. Pour m'assurer jusqu'à
quel point ma présomption était fondée,
je me déterminai à procéder à l'analyse de

C

l'émail, en suivant la méthode indiquée
par *Fourcroy* et *Vauquelin*, dans l'inté-
ressant travail qu'ils ont publié sur les
calculs urinaires, et dans lequel ils re-
connaissent que l'espèce de concrétion,
nommée *pierre murale*, est entièrement
formée d'oxalate de chaux et d'une substance animale.

Je fis donc pulvériser de l'émail, et j'en
fis bouillir une certaine quantité avec du
carbonate de potasse liquide. La liqueur
entrait à peine en ébullition, que je
m'apperçus d'une odeur légèrement péné-
trante, à-peu-près semblable à celle de
l'ammoniaque. Je présentai alors à l'ori-
fice du col du matras une mèche de papier
trempé dans l'acide nitrique non fumant;
sur le champ il se forma une vapeur abondante, telle que celle qu'on voit toujours
lorsqu'on met du gaz ammoniacal en contact avec celui dégagé de l'acide nitrique.

L'odeur d'ammoniaque ayant cessé, je
retirai le matras et je le plaçai sur un
bain de sable. Après vingt-quatre heures
de digestion, je trouvai dans le fond du

matras, un précipité blanc sur lequel nageait une liqueur limpide : elle fut décantée et filtrée, ensuite versée sur une nouvelle quantité d'émail en poudre, et je procédai comme la première fois : au bout de vingt-quatre autres heures de nouvelle digestion, sa saveur ne me parut plus alcaline.

Par suite de l'indication des mêmes auteurs, j'essayai, avec l'acétite de plomb et de baryte, le carbonate de potasse dans lequel j'avais mis l'émail en digestion ; j'eus un précipité blanc très-abondant. Ces résultats, semblables à ceux que les deux chimistes cités ont obtenus des calculs muraux, ou d'oxalate, devaient faire soupçonner que l'acide oxalique , combiné avec la chaux, dans l'émail des dents, y constituait aussi un oxalate de chaux. Pour en avoir la preuve, je cherchai à décomposer les deux précipités dont je viens de parler ; toutes mes tentatives à cet égard furent sans succès (1). Craignant

---

(1) Si mes soupçons se fussent réalisés, on sent qu'alors l'oxalate de chaux, reconnu tout formé par

que l'acide sulfurique, dont je m'étais servi dans les préparations préliminaires, n'eût altéré quelques - uns des composans de l'émail des dents, je m'en procurai par

---

la nature chez les animaux vivans, et devenant nécessaire dans l'organisation des dents, l'acide oxalique se fût rattaché avantageusement à la belle théorie des deux savans que je viens de citer. Cela eût expliqué naturellement la formation des oxalates calculeux, dans les concrétions urinaires, ainsi que l'acide oxalique, apperçu quelquefois dans certaines humeurs, mais toujours considérés l'un et l'autre comme des phénomènes fort rares et des affections morbifiques.

La formation de l'émail ayant lieu dans les premières années de la vie, et devant être terminée, après la dernière dentition, il eût été aisé de concevoir que le reflux de l'acide oxalique, ou de l'oxalate de chaux liquide, par la voie des urines, qui ont de si grands rapports avec les substances osseuses, eût donné lieu à la concrétion des calculs muraux, plus communs dans la jeunesse que dans la vieillesse, comme *Fourcroy* l'a fort bien observé dans ses ouvrages. Mais après un travail très-long, je me suis vu forcé d'abandonner mes premières idées et de me livrer à de nouvelles recherches, pour découvrir la vérité.

un autre procédé, et recommençai mes opérations. Le digesteur de *Papin* justifia mon attente; il me facilita les moyens d'en obtenir une quantité abondante bien isolée de la partie osseuse, et qui n'avait éprouvé l'altération d'aucun acide. Cet émail préparé par cette nouvelle méthode, et soumis aux mêmes expériences, ne donna plus les mêmes résultats.

Distillée dans une cornue, cette substance n'exhala plus une odeur ammoniacale, et ne produisit aucun fluide. Le résidu de la distillation avait une couleur grise, qui blanchit par la calcination, et acquit par un coup de feu plus fort, la dureté de la porcelaine : elle n'avait plus de saveur alcaline ; elle ne décomposait plus le muriate d'ammoniaque; elle ne verdissait plus le sirop de violette; l'eau n'agissait plus sur elle ; enfin de l'émail non distillé, et soumis à ces dernières expériences, se comporta comme le résidu de la distillation : j'en mis encore en digestion dans l'acide sulfurique étendu d'eau, pour le traiter comme les substances.

osseuses dont on veut séparer l'acide phosphorique, et j'obtins des résultats analogues; c'est-à-dire du phosphate acide de
chaux en dissolution dans la liqueur,
avec du sulphate de chaux, plus des fragmens d'émail non décomposés. Voilà les
sels dont la présence a été reconnue, en
les examinant par les moyens ordinaires.

D'après ces résultats si différens, obtenus dans le double traitement de l'émail
des dents, on voit que j'ai d'abord été
induit en erreur par l'effet de l'acide sulfurique qui, dans les préparations préliminaires, me laissait des portions considérables d'émail, que leurs caractères
physiques me faisaient croire inaltéré.

Il m'a paru utile, pour l'intérêt de la
science, de faire connaître ces differences
surprenantes; elles pourront fournir des
applications avantageuses à l'art médical,
et aider l'explication de phénomènes,
comme j'aurai occasion de le démontrer
ailleurs.

APPLICATION

DES CONNAISSANCES PHYSIQUES

ET CHIMIQUES DES DENTS

A LA PHYSIOLOGIE, etc.

Après l'exposé d'une analyse qui constate d'une manière exacte les rapports physiques et chimiques des dents, je crois indispensable d'ajouter quelques observations physiologiques, afin de rectifier les connaissances trop arriérées dans cette partie de l'histoire naturelle.

Je vais donc examiner le but de la nature dans la formation de l'émail ; j'appellerai sur-tout l'attention sur son état de composition, comme sur les conséquences qui en résultent, pour apprécier l'utilité de ce corps dans les dents humaines, comparativement avec celles de

divers animaux, où il n'est pas disposé
de la même manière.

Les dents, comme on le sait, ornent
l'intérieur de la bouche, et servent à la
mastication. On les distingue les unes des
autres par des noms analogues à leurs
fonctions et à leur situation. Je n'entrerai
point dans de longues descriptions anatomiques, et ne présenterai ici que celles qui
sont absolument nécessaires au sujet que
je traite. Je me bornerai donc à dire qu'on
divise chacune d'elles en trois parties,
couronne, *collet*, *racine*, qu'elles sont
rangées symétriquement dans leurs alvéoles, et laissent à nu leur couronne
émaillée qui excède les bords alvéolaires
des os maxillaires où elles sont enchâs-
sées, et les gencives qui les décorent en
contribuant à les maintenir ; ce qui constitue d'abord une gomphose, ensuite une
syssarcose fortifiée par des adhérences
membraneuses dont je vais parler, et qui
lui servent de ligamens.

La partie contenue dans les alvéoles est
un corps osseux très-compact, recouvert

d'une membrane adhérente à celle qui tapisse la face interne de l'alvéole. Ce périoste de la dent se termine au collet où l'émail prend naissance ; là commence l'insertion du bord dentelé des gencives. Tels sont la connexité et l'état extérieur des dents chez l'homme et chez le plus grand nombre des carnivores. Les animaux qui se nourrissent d'herbe et de grain offrent une différence notable dans l'intérieur comme à l'extérieur de leurs dents : on y voit souvent des lames osseuses qui recouvrent en partie l'émail jusqu'au bord du sommet de la couronne. Ce même sommet n'est point revêtu d'une couche d'émail superposée, comme cela existe chez l'homme et les carnivores ; il présente dans son milieu et sur ses bords des lames d'émail saillantes, qui offrent un tranchant légèrement arrondi.

Il me paraît d'autant plus important de donner ici une description exacte de la différence qui existe dans les dents des animaux carnivores et herbivores ou granivores, que personne, à ma connaissance,

ne s'en est occupé (1). Cependant les caractères physiques des dents de plusieurs
grands animaux, tels que le cheval dans
ses incisives et ses molaires, le bœuf dans
ses molaires seulement, l'éléphant et l'hip-
popotame, excepté dans leurs défenses,
etc. etc. présentent ces différences bien
remarquables. Les lames d'émail, beaucoup plus dures que la partie osseuse,
ressemblent à des cisailles multipliées sur
le sommet de la couronne; elles sont plus
ou moins rapprochées, mais toujours séparées dans quelques sens par des portions
osseuses, et continues dans d'autres par

---

(1) Le cit. *Tenon*, médecin et membre de l'Institut
national, a fait un travail anatomique fort important
sur les dents du cheval : je l'ai lu avec le plus grand
plaisir, depuis que mon mémoire a paru dans le
Journal de Médecine. Les planches que ce savant a
ajoutées à ses observations, se trouvent dans les mé-
moires de l'Institut national. Les idées neuves et
les recherches intéressantes qu'on y remarque, ne
peuvent manquer de contribuer au progrès de la
science, et laissent vivement desirer de voir les travaux ultérieurs de cet observateur distingué.

des circonvolutions ou des replis tortueux. L'ordre que ces lames offrent dans les dents qui sont opposées les unes aux autres, supérieures ou inférieures, prouvent que leur destination est de hacher, de diviser, et de commencer ainsi par une préparation préliminaire, le travail de la digestion, auquel doivent être soumises les substances ligneuses, d'autant plus dures que les fibres qui les constituent, sont plus difficiles à diviser, et contiennent plus de sucs visqueux desséchés, comme le foin, la paille, etc.; de même qu'on voit dans des meules de bois, des lames de fer placées de champ pour faciliter la mouture, de même le sommet de la couronne des dents chez les animaux granivores, laisse appercevoir le bord des couches d'émail dont j'ai parlé, excédant un peu le corps osseux, conformation encore nécessaire au broiement du grain; ces parties saillantes réunissent aussi le troisième avantage de vider les parties concaves dans lesquelles elles glissent lorsque les mâchoires se rapprochent;

elles préviennent ainsi l'empâtement qui
nuirait dans certaines triturations.

Les couches d'émail dont il s'agit, des-
cendent verticalement dans le corps de
chaque dent, et pénètrent jusque vers
l'extrémité de la racine ; elles sont toujours séparées par des lames osseuses qui
se trouvent interposées entre elles. Telles
sont les dents des animaux que je viens
de désigner. Ainsi la nature semble avoir
pourvu à ce que dans la vieillesse, la
dent, quoique très-usée et même chassée
de l'alvéole, présentât toujours au sommet
le même but d'utilité pour l'individu.

On remarque encore dans beaucoup de
ces dents, que la couche d'émail qui recouvre le contour de la couronne, en se
prolongeant sans interruption jusque dans
la racine, est alors, dans la portion qui
fait partie de cette même racine, recouverte d'une lame osseuse très-mince, qui
se termine insensiblement au collet de la
dent, pour donner attache au périoste dans
toute la surface alvéolaire. Souvent cette
lame osseuse se voit sur le commencement

de la couronne, et pourrait être confondue
avec ces concrétions appelées vulgairement tuf ou tartre des dents, et qui sont
aussi un phosphate de chaux déposé par
la salive. Souvent encore cette même substance osseuse s'étend jusqu'au bord du
sommet, en devenant plus épaisse dans les
parties concaves, qui quelquefois peignent
assez bien des replis enfoncés. On doit
sentir le besoin de cette lame osseuse qui
recouvre l'émail dans toute la surface de
la racine où il se prolonge : elle est absolument nécessaire pour l'insertion du
périoste qui ne pourrait avoir lieu sur
l'émail, parce qu'il ne contient point,
comme la partie osseuse, un parenchyme
de gélatine membraneuse, où le tissu d'une
autre membrane puisse s'implanter en por-
tant et en rapportant les sucs nutritifs
dont elle a besoin. Cette nutrition n'a lieu
que jusqu'à ce que la dent, par un excès
de solidification, se trouve réduite à l'état
d'inertie qu'elle doit avoir dans la vieillesse. En effet, comment, dans la jeunesse, la nourriture qui doit constituer

et alimenter cette lame osseuse extérieure, pourrait-elle lui parvenir de l'intérieur de la dent à travers la substance compacte de l'émail, qui, jouissant de son inertie naturelle dès qu'il est formé, ne contient, ni parenchyme, ni nerfs, ni vaisseaux, et n'est point, comme on l'a affirmé trop légèrement, *un composé de fibres très-rapprochées, dont on ne peut suivre la direction,* mais bien, comme je l'ai démontré, une crystallisation saline parfaite, très-distincte, extrêmement solide, et ne jouissant point de la vitalité, qui, dans les os, n'existe que dans le parenchyme de gélatine membraneuse ?

L'émail ne contenant point de parenchyme, ne peut donc recevoir dans sa composition d'autres substances animales étrangères à l'oxigène, au phosphore et à la chaux, que celle qui est nécessaire à la formation de ce corps salin pour lui servir de fluide de cristallisation; plus, celle qui exsudant par la porosité, s'y dessèche quand ce corps est séparé de l'individu auquel il appartient; car des dents ou de l'émail desséchés sont d'un blanc mat, qui prend du brillant, et brunit un peu lorsqu'on les trempe pendant quelque temps dans un fluide : cet effet est remarquable dans les dents artificielles ; ainsi reparaissent la même teinte et l'état physique qu'elles avaient et qu'elles conservent toujours pendant la vie, ce qui prouve la possibilité de l'absorption et de l'exhalation des fluides animaux, sans que la présence de vaisseaux exhalans soit nécessaire, comme beaucoup d'auteurs le croient encore (1). Ainsi la substance animale, apperçue si faiblement dans les expériences chimiques que j'ai citées, doit faire partie de l'émail ; elle doit, comme toutes les eaux de crystallisation qui existent solides dans les sels, être soumise avec l'émail à une force d'inertie constante, jusqu'à ce qu'un agent chimique vienne détruire la constitution de ce corps solide.

Il importait à mon sujet d'exposer ici ce

---

(1) Voyez cette opinion développée dans mon Traité de la chaleur animale, pag. 334.

précis anatomique et physiologique ; je
ne le bornerais pas ainsi dans un traité
d'odontotechnie ; qui serait d'autant plus
utile, que cette partie de l'art médical est
la moins avancée, et que, faute d'une
saine théorie fondée sur l'analyse et l'expérience, elle est bornée, par ceux qui la
professent, au manuel d'un mécanisme
plus ou moins perfectionné. Cette branche
de la médecine, qui, comme toutes les
autres, ne peut être bien exercée sans les
connaissances premières de l'histoire de
la nature, doit aussi avoir sa physique,
sa chimie, son anatomie, sa physiologie,
son hygiène, sa pathologie et sa thérapeutique : c'est un objet dont je tâcherai de
m'occuper dans la suite.

Quant aux autres caractères qui font distinguer le corps osseux de l'émail, on sait
que ce dernier est beaucoup plus dur, que
la lime et les instrumens les mieux trempés
ne l'entament qu'avec la plus grande difficulté ; le corps osseux, au contraire, se
coupe, se scie, se lime, et même se rape
assez facilement, lorsqu'on a soin de

dégager les instrumens dont on se sert de l'empâtement qui se forme, les engage et nuit à leur action. Si l'on scie une dent de cheval transversalement et par le milieu, on observe tous les faits que je viens d'exposer. Le premier trait de scie traverse aisément la couche osseuse superficielle qui est très-mince. Aussitôt on sent une dureté extrême qui s'oppose à l'action de la scie; c'est la continuité de l'émail apperçu à la surface de la couronne; une fois traversée, on pénètre facilement en se servant d'eau pour délayer la gélatine et le phosphate de chaux de l'os promptement desséchés par l'effet du calorique. Celui-ci, forcé dans le frottement de passer de l'état insensible de combinaison à l'état sensible de liberté, se dégage en élevant la température, et en évaporant l'humidité (1). Ainsi on éprouve successivement les mêmes difficultés, chaque fois qu'on

---

(1) Voyez mon Traité sur la chaleur animale, où j'ai donné de nouveaux développemens relatifs au mode d'action du calorique.

D

rencontre la substance de l'émail dont il
est question, faisant suite aux lames qu'on
a remarqué placées de champ au sommet
de la couronne.

Chez les hommes et chez les animaux
qui ne se nourrissent pas d'herbes, ou ne
mangent pas une certaine quantité de
graine à-la-fois, on ne rencontre point
cette substance ainsi formée dans l'intérieur de l'os, mais leurs dents en sont
recouvertes au sommet comme aux autres
surfaces de la couronne, jusqu'à ce que,
dans un âge plus avancé, elles ne soient
usées par l'effet de la mastication. Alors
le corps osseux a acquis assez de dureté
pour être exposé impunément au contact
de l'air et des corps étrangers, privilége
exclusif accordé à l'os des dents seulement.

Je dois faire remarquer ici une sin-
gularité particulière à certains animaux
herbivores et granivores qui n'ont point
d'incisives supérieures opposées aux inférieures ; elle fait une exception relative à
ces dents seulement ; tel le bœuf : on ne
voit la substance de l'émail qu'à la surface

de la couronne de ses dents antérieures,
tandis que ses molaires n'en sont point
recouvertes à leur sommet, mais rentrent
dans la classe de celles que j'ai décrites
comme appartenant aux animaux granivores.

Quelque inaltérable que paraisse au
premier aspect l'émail des dents, il est
néanmoins altérable dans beaucoup le circonstances, et c'est à tort qu'on dit qu'il
jouit d'une sensibilité très - remarquable
dans certains cas, comme dans l'agace-
ment des dents, malgré qu'on le suppose
inaltérable. Cette incohérence de faux
principes établit deux erreurs aussi fa-
ciles à prouver qu'à détruire. Comment
peut-on concevoir l'inaltérabilité d'un
corps animal auquel on suppose de la
sensibilité ? Sensibilité qui ne peut s'ex-
pliquer que par la présence des nerfs ;
présence qui donnerait lieu à la plus
grande altérabilité.

Mais l'émail des dents n'est point tel
qu'on l'a cru jusqu'ici ; il est aussi insensible qu'il est susceptible d'altérabilité

D *

morbifique, comme je vais le prouver, quoiqu'il ne reçoive point de nerfs : 1.º il est constant que l'émail est un corps salin crystallisé dans un ordre régulier, parfaitement visible pour quiconque l'examinera, conséquemment soumis à une force d'inertie tant qu'il reste dans cet état ; 2.º il ne contient point de parenchyme, et ne reçoit point de nerfs, conséquemment ne peut être sujet à aucune influence nerveuse. L'erreur vient de ce que la densité de l'émail lui donne une propriété conductrice très - active pour certains corps, qui, comme le calorique, pénètrent à travers ses pores, et agissent ensuite sur le parenchyme osseux. La sensibilité de ce parenchyme est très-exaltée dans les dents à certaines époques de la vie ; extrême dans l'enfance, elle diminue dans l'âge adulte, et disparaît dans la vieillesse : en avançant vers cette dernière période de la vie, l'excès de phosphate de chaux, se concrétant dans le réseau parenchymateux de l'os, diminue par degrés la sensibilité des nerfs, et finit par détruire leur organisation ; cet effet ne se passe pas seulement sur les nerfs; la même cause agit sur les vaisseaux qui constituent aussi ce parenchyme, de sorte qu'ils s'oblitèrent, et ne reçoivent plus aucun fluide; delà suit que dans la vieillesse les dents ne reçoivent plus de sucs nutritifs et ne sont plus sensibles.

Telles sont aussi les causes par lesquelles les os ne sont point, ou sont beaucoup moins sensibles que les autres organes, et cela en raison de leur densité. Par suite du même raisonnement, on saura comment les dents parcourant successivement divers états de compacité, peuvent, selon l'âge de l'individu, être plus ou moins limées, sans qu'il en résulte aucun danger. À l'aide de ce moyen sagement conçu et exécuté par une main habile, on peut contribuer à l'arrangement des dents, ajouter à leur beauté, donner de la grâce à la bouche, ou, ce qui est encore plus important, en conserver souvent avec adresse des parties assez considérables pour tenir lieu de dents entières; si les

sucs nutritifs peuvent encore y parvenir
et les alimenter jusqu'au terme prescrit
par la nature : elles auraient été entièrement détruites par la carie, si celle-ci ne se
fût bornée d'elle-même, ou ne l'eût été par
des moyens curatifs, ou enfin si on ne l'eût
enlevée avec des instrumens qui, après
avoir beaucoup réduit la partie osseuse,
la laissent impunément à découvert.

Je ne cite ici ces opérations que pour
fortifier l'opinion par laquelle je maintiens,
1.º que l'émail des dents et la substance
concrète des os, sans y comprendre le
parenchyme de ces derniers, ne jouissent
d'aucune sensibilité; 2.º que leur force
d'inertie, quelque loin qu'elle ait pu être
portée par la solidification vitale, peut
être détruite; 3.º que l'émail des dents
est altérable sous un rapport seulement,
tandis que les os le sont de deux manières,
l'une relative à la matière saline concrète,
l'autre au parenchyme osseux qui contient
le phosphate de chaux solide. C'est ce que
prouve le ramollissement des os, le ra-
chitis et la carie.

Quant à l'émail, j'ai dit qu'il est altérable, parce qu'on le voit dans certaines
circonstances et dans quelques parties des
dents, jaunir, brunir, noircir, et se dissoudre; effets qui peuvent provenir de
causes internes ou externes, et dont je
me propose de faire connaître un jour le
mode d'action : tels sont les diagnostics
certains de beaucoup de maladies aux-
quelles les dents sont sujettes, et les signes
pathognomoniques de diverses espèces de
carie, objet pathologique dont je ne dois
pas m'occuper ici.

J'ai démontré avec précision quels sont
les corps qui constituent les dents, comment ils sont unis ou combinés, et quels
sont les caractères qui les distinguent.
Examinons, dans une récapitulation rapide, quelques faits particuliers qu'il
importe d'apprécier, pour réunir avantageusement les principes chimiques et
physiologiques, et en faire une application
conséquente à l'art médical : tel est le
sujet des quatre questions suivantes.

Première question.

Quels sont les principes élémentaires ou corps primitifs indécomposés qui constituent les dents? Quelle est leur combinaison naturelle et organique? Quel est leur état pendant la vie?

Seconde question.

Qu'elle est la cause qui rend les dents sales, et occasionne souvent leur perte?

Troisième question.

Quelle est la composition des liqueurs et des poudres qui blanchissent les dents?

Quatrième question.

Quel est le mode d'action de ces composés liquides ou solides?

Solution de la première question.

Principes ou corps primitifs constituant les dents, les mêmes qui composent les substances animales.

Organisation des dents, comme celle des autres os, excepté l'émail, qui est un corps inerte, différant absolument du corps osseux, ne contenant point de parenchyme membraneux, substance purement saline et parfaitement régulière dans sa crystallisation, se concrétant pendant le perfectionnement de l'ossification à la surface de la couronne des dents, et par couches distinctes dans l'intérieur de cet os, chez les animaux granivores, remplissant les fonctions d'une enveloppe défensive et utile à la trituration, soumise à la force d'agrégation par l'effet de son homogénéité, expansion de phosphate de chaux provenant de celui qui est fourni en excès dans le parenchyme gélatineux de l'os, conservant avec lui une sorte de continuité, restant conséquemment à l'extérieur du corps osseux de la couronne des dents : cet émail usé par le frottement, ne se réparant point, se trouvant entièrement détruit à un certain âge, dans les points où l'action naturelle du broiement nécessaire à la mastication, doit produire cet effet, sans autre inconvénient pour la partie osseuse qu'il recouvre, que d'éprouver successivement le même sort.

Le corps osseux ne différant des autres os que par un tissu membraneux plus

serré; ce tissu formant un réseau vascu-
laire qui sert de parenchyme pour recevoir le phosphate de chaux fondu dans les
sucs nutritifs qui l'y portent et l'y dépo-
sent; forme concrète que ce sel y prend,
donnant à cet os, comme à tous les autres,
la solidité qui les caractérise. La partie
membraneuse ou parenchymateuse de la
couronne des dents, recouverte d'émail,
ainsi défendue du contact de l'air et des
corps étrangers, jusqu'à ce que ce même
os ait acquis assez de densité : la quantité
de phosphate de chaux et la dureté que ce
sel prend dans cet os, donnant à celui-ci
le privilége exclusif de pouvoir être mis à
découvert sans affection morbifique, et
d'être, dans quelques parties, impunément privé de son enveloppe conservatrice.

Solution de la seconde question.

Cause qui rend les dents sales, et occasionne souvent leur perte, existant dans
la salive qui contient beaucoup d'oxigène,
de phosphore, de chaux, et même de phosphate de chaux tout formé en dissolution.

Evaporation de la salive abandonnant cette substance saline qui se concrète et adhère fortement aux dents. L'analyse de cette concrétion, vulgairement appelée tartre, ou tuf, faisant reconnaître un phosphate de chaux provenant des principes constituans qui, désanimalisés avec la salive, ne sont plus soumis à la vitalité, se solidifient sur les dents par couches trèscompactes, recèlent souvent un résidu putrescible d'aliment qui ramollit ce nouveau corps devenu étranger et nuisible. Ce départ se formant plus abondamment chez certains sujets, et se déposant de préférence au bord des gencives qu'il phlogose, recouvrant plus ou moins les dents, ternissant proportionnément leur blancheur et la beauté de leur émail, détruisant les membranes ligamenteuses qui les maintiennent, les chassant de leurs alvéoles, et occasionnant définitivement leur perte absolue.

Solution de la troisième question.

Liqueurs et poudres qui blanchissent

les dents, composées de divers acides à
radicaux pris dans les trois règnes, sous
forme liquide ou solide, plus ou moins
affaiblis ou masqués par d'autres liqueurs
et d'autres poudres non acides que l'on
colore à volonté.

Solution de la quatrième question.

Mode d'action des liquides et des solides
qui blanchissent les dents, tenant uni-
quement à la propriété qu'ont les acides
de fondre les phosphates calcaires, et de
mettre la chaux qui entre dans la composition de l'émail, un peu plus en évidence.
Cette dernière question m'a paru trop
importante pour n'y pas joindre les observations suivantes.

Les phosphates de chaux étant solubles
dans les acides, l'effet très-remarquable
des substances acidifiées sur le phosphate
de chaux qui forme le tartre des dents,
doit être conséquemment dangereux pour
celui qui constitue l'émail de ces mêmes
dents, ainsi que pour celui qui entre dans
la composition de la partie osseuse. Pour

en acquérir la conviction, il suffit, comme je l'ai fait voir, de mettre un os quelconque dans un acide quoique mitigé, mais assez fort pour dissoudre ces phosphates, et l'on verra cet os se ramollir dans la liqueur, ne présentant plus que le parenchyme membraneux qui contenait le phosphate de chaux solide. Ainsi l'usage des acides employés, même par des dentistes de réputation, ne peut manquer d'avoir des effets nuisibles, quoique la force vitale puisse opposer quelque résistance à leur action.

L'émail, fort mince au collet des dents, est bientôt détruit par l'acide qui alors agit sur le phosphate de chaux contenu dans le parenchyme osseux, affecte, par son contact, cette dernière partie qui est membraneuse, la frappe de mort, et donne lieu à sa dissolution en occasionnant quelquefois des caries.

J'ai eu souvent occasion de voir, surtout à Paris, des personnes dont les dents sont cernées d'une rainure profonde, ou d'une chaîne de petits trous qui recélant des substances putrescibles, donnent lieu à des maladies locales qui dévorent cet

os, se communiquent quelquefois aux
alvéoles, et portent même leur ravage sur
les os maxillaires, en fixant des humeurs
morbifiques vagabondes dans les fluides.

De même que par l'effet comburant de
l'oxigène, qui, dans certains cas, se fixe
dans les corps, l'on remarque le séjour de
l'eau et sa décomposition rouiller et détruire plus promptement des barres de
fer au lieu de leur incrustation dans des
pierres d'édifices exposés aux météores
qui servent d'intermède à l'oxigène et en
facilitent l'action; de même l'oxigène des
acides, par l'intermède de leurs radicaux,
agit plus ou moins promptement vers le
collet des dents où la gencive adhère au
périoste. C'est antérieurement, sous les
bords alors enflammés des gencives, à la
partie la plus déclive où une sorte d'at-
traction appelle et fait séjourner plus long-
temps les corps étrangers, que ce principe,
devenu destructeur, exerce alors sa dan-
gereuse influence.

Voilà des effets physiquement expli-
qués, qui sont souvent suivis de la perte
des dents. J'ai cru devoir en publier les

causes, bien persuadé qu'elles seront appréciées, et feront connaître les dangers qui résultent de l'usage de médicamens trop vantés, et toujours inconsidérément employés.

Si le danger évident qui résulte de l'usage des divers acides sur les dents, doit prémunir contre les effets séduisans du blanchiment qu'ils y opèrent ; si ces moyens spécieux doivent être absolument bannis, il ne s'ensuit pas qu'on doive négliger d'entretenir avec soin la propreté, conséquemment la santé des dents, instrumens si intéressans sous le triple rapport de la mastication, de la prononciation et de la beauté. Je dois donc indiquer ici les moyens qui doivent remplacer ceux que je proscris.

1.º Le phosphate de chaux (le tartre) formé sur les dents, doit être enlevé adroitement avec des instrumens commodes, et par une main exercée à ce genre d'opération ; 2.º pour conserver le plus long-temps po-sible, cet état de propreté et de santé, on peut faire usage de poudres et d'opiats non acides, qui n'aient aucune

action chimique, et n'agissent que physiquement par un léger frottement; ainsi
on se servira d'un linge fin, ou d'une
éponge et d'une petite brosse, qui puisse
pénétrer dans l'interstice des dents. Parmi
les substances qui peuvent être employées,
j'indiquerai le sucre blanc bien pulvérisé,
lorsqu'on manquera de poudres analogues
à la suivante.

Pierre ponce bien porphyrisée.

Iris de Florence bien tamisée, dans la proportion
d'un 8.e en poids de la poudre ci-dessus, pour
l'envelopper et lui donner une odeur agréable.

Laque fine en quantité suffisante pour procurer
une teinte rose qui flatte l'œil.

Opiat.

Incorporez le dentifrice ci-dessus, avec quantité
suffisante d'un sirop quelconque, ou de miel blanc;
aromatisez avec quelques gouttes d'huile ou de rose,
ou de canelle, ou de gérofle; cette dernière pro-
duira l'odeur d'œillet.

Les seules liqueurs qui conviennent à la bouche,
dans l'état sain, sont les alcooliques; ainsi on
peut faire usage d'eau-de-vie ordinaire, ou de celle
de sucre et autres, toujours étendues de beaucoup
d'eau; on peut y dissoudre des gommes résineuses,
comme celle de gaïac, ou d'autres parfums, tels
que de lavande, etc. etc.

F I N.

www.ingramcontent.com/pod-product-compliance
Lightning Source LLC
Chambersburg PA
CBHW030930220326
41521CB00039B/1860